Émile Littré

Les Grandes Épidémies

Histoire

ISBN : 978-1976343919

10 9 8 7 6 5 4 3 2 1

Émile Littré

Les Grandes
Épidémies

Histoire

Les Grandes Épidémies

Parmi les maladies, il en est qui sont aussi individuelles que les plaies et les fractures, et qui se remarquent dans tous les temps et dans tous les lieux ; il en est d'autres qui sont spéciales à certaines contrées, sans qu'il soit possible d'expliquer par quel concours de circonstances locales elles naissent dans un tel district, et pourquoi elles n'en sortent pas. Tel est le *bouton* d'Alep, qui attaque seulement les habitants de cette ville et les étrangers qui viennent y séjourner.

Enfin, une troisième classe de maladies a pour caractère d'envahir une immense étendue de pays ; et, ce qu'il y a de plus remarquable, c'est qu'elles n'ont pas une durée indéfinie ; je veux dire qu'elles ne sont pas aussi anciennes que les races humaines, que nos histoires en connaissent l'origine, que les unes sont déjà éteintes et ne sont pas arrivées jusqu'à nous, et que les autres, qui les remplacent, n'ont pas affligé nos aïeux et sont peut-être destinées à cesser à leur tour. Ce sont de grands et singuliers phénomènes. On voit parfois, lorsque les cités sont calmes et joyeuses, le sol s'ébranler tout à coup, et les édifices s'écrouler sur la tête des habitants ; de même il arrive qu'une influence mortelle sort soudainement de profondeurs inconnues et couche d'un souffle infatigable les populations humaines, comme les épis dans leurs sillons. Les causes sont ignorées, les effets terribles, le développement immense. Rien n'épouvante plus les hommes ; rien ne jette de si vives alarmes dans le cœur des nations ; rien n'excite dans le vulgaire de plus noirs soupçons. Il semble, quand la mortalité a pris ce courant rapide, que les ravages n'auront plus de terme, et que l'incendie, une fois allumé, ne s'éteindra désormais que faute d'aliments. Il n'en est pas ainsi ; les traits de l'invisible archer s'épuisent ; ces vastes épidémies restent toujours dans de certaines limites ; l'intensité n'en va jamais jusqu'à menacer d'une destruction universelle la race humaine. J'ai dit jamais, j'aurais dû dire dans l'intervalle des quatre ou cinq mille ans qui font toute notre histoire ; car qui peut répondre de ce que renferme l'avenir ? Des races d'animaux ont disparu du globe ; les découvertes de Cuvier sur les fossiles l'ont prouvé sans réplique. Sont-ce des épidémies plus puissantes qui, à des époques reculées, ont balayé notre planète, et qui, chassant les anciennes existences, ont fait place à de nouvelles ?

Les maladies universelles ont tout l'intérêt des grands évènements ; le médecin en étudie les symptômes et les rapports avec d'autres maladies, et cherche en même temps à entrevoir la place qu'elles occupent dans l'enchaînement des choses du monde, et le lien par lequel les existences humaines et la planète qui les porte semblent tenir ensemble.

Dans le cadre des influences considérables qui ont agi sur les destins des sociétés, il faut faire entrer, quelque étrange que cela puisse paraître au premier coup d'œil, la pathologie, ou pour mieux dire, cette portion de la pathologie qui traite des vastes et universelles épidémies. Que sont vingt batailles, que sont vingt ans de la guerre la plus acharnée, à côté des ravages que causent ces immenses fléaux ? Le choléra a fait périr en peu d'années autant d'hommes que toutes les guerres de la révolution ; on compte que la peste noire du XIVe siècle enleva à l'Europe seule vingt-cinq millions d'individus ; la maladie qui dévasta le monde, sous le règne de Justinien, fut encore plus meurtrière. En outre, nulle guerre n'a l'universalité d'une épidémie. Que comparer, pour prendre un exemple bien connu de nous, au choléra qui, né dans l'Inde, a passé à l'est jusqu'en Chine, s'est porté à l'ouest jusqu'en Europe, l'a parcourue dans presque toutes ses parties, et est allé jusqu'en Amérique ?

La première grande maladie dont l'histoire fasse mention, est celle que l'on connaît sous le nom de *peste d'Athènes*, et dont Thucydide a donné une description célèbre. On se trompe grandement, lorsque l'on pense que la maladie fut bornée à la capitale même de l'Attique, et causée par l'encombrement des habitants qui s'y étaient réfugiés pendant l'invasion de l'armée lacédémonienne. Ce fléau venait de l'Orient. Thucydide dit qu'il était parti de l'Ethiopie et qu'il avait parcouru l'Égypte et la Perse ; les lettres d'Hippocrate, bien que supposées, attestent néanmoins les ravages qu'il exerça dans l'empire du grand-roi. Il s'étendit dans le reste de la Grèce, et les historiens en signalent l'apparition dans des troupes occupées à faire le siège de quelques villes de la Thrace. S'il est impossible de le suivre en Italie ou dans les Gaules ; c'est que, à une époque aussi reculée que l'est celle de la guerre du Péloponnèse, les écrivains manquent partout ailleurs que dans la Grèce. On n'avait pas conservé le souvenir d'une pareille destruction d'hommes ; les médecins ne suffisaient pas à soigner les malades, et d'ailleurs, ils furent surtout atteints par l'épidémie. Le mal se déclara d'abord dans le Pirée, et les habitants commencèrent par dire que les Péloponnésiens avaient empoisonné les fontaines ; c'est ainsi que les Parisiens dirent, en 1832, que des misérables empoisonnaient la viande chez les bouchers et l'eau dans les fontaines. Puis l'épidémie gagna la ville avec un redoublement de fureur. L'invasion était subite ; d'abord la tête était prise d'une chaleur ardente, les yeux rougissaient et s'enflammaient, la langue et la gorge devenaient sanglantes ; il survenait des éternuements et de l'enrouement ; bientôt après l'affection gagnait la poitrine et produisait une toux violente ; puis, lorsqu'elle était fixée sur l'estomac, il en résultait des vomissements, avec des angoisses extrêmes, des hoquets fréquents et de violents spasmes ; la peau n'était, au toucher, ni très chaude, ni jaune ; elle était légèrement rouge, livide et couverte de petits boutons vésiculeux et d'ulcérations. Mais la chaleur, interne était si grande, que les malades ne pouvaient supporter aucun vêtement ; ils voulaient rester nus, et plusieurs, tourmentés par une soif inextinguible, allaient, se précipiter dans des puits. La mort survenait vers le septième ou le neuvième jour ; plusieurs perdaient les mains ou les pieds par la gangrène ; d'autres, les yeux ; quelques autres éprouvaient une abolition complète de mémoire, et ne se connaissaient plus ni eux ni leurs proches.

Dans ce tableau, et quand on en examine, attentivement les détails et l'ensemble, il est impossible de retrouver aucune des maladies qui nous affligent maintenant. La *peste d'Athènes* est une des affections aujourd'hui éteintes.

Mais cette grande fièvre épidémique ne se montra pas une première fois, pour ne plus jamais reparaître ; on la retrouve dans les siècles postérieurs avec les mêmes caractères d'universalité et de gravité, qui avaient épouvanté la Grèce. Le règne de Marc-Aurèle, entre autres fut signalé par un des retours de cette meurtrière maladie. Cette fois les relations historiques en indiquent le développement sur presque tous les points de l'empire romain. L'Orient encore fut le point de départ. C'est au siège de Séleucie qu'elle commença à infecter l'armée romaine ; partout où se porta le cortège de Lucius Verus, frère de l'empereur Marc-Aurèle, elle se déclara avec une nouvelle violence, et quand les deux frères entrèrent en triomphateurs dans la ville de Rome, le mal s'y développa avec une telle intensité, qu'il fallut renoncer aux enterrements habituels, et emporter les corps par charretées. En peu de temps la fièvre épidémique était arrivée des bords du Tigre jusqu'aux Alpes, et de là, franchissant ces montagnes, elle pénétra dans les Gaules et même au-delà du Rhin. Ce n'est pas ici le lieu d'entrer dans une explication purement médicale des symptômes que présentait la *peste d'Athènes*, reproduite si souvent dans les siècles qui suivirent ; je me contenterai de faire observer que cette fièvre était une fièvre éruptive, c'est-à-dire qu'elle se manifestait au dehors, comme la variole ou la rougeole, par une éruption caractéristique.

On trouve, dans les anciens auteurs, la description d'une maladie particulière, qu'ils désignent sous le nom de *maladie cardiaque (morbus cardiacus)*. On la nommait aussi *diaphorèse*, à cause de l'excessive sueur qui l'accompagnait. Les écrits d'Hippocrate n'en présentent aucune trace. Après Galien, le souvenir s'en efface de plus en plus, de sorte que cette maladie a dû naître sous les successeurs d'Alexandre, et cesser vers le second siècle de l'ère chrétienne.

Elle commençait par un sentiment de froid et de stupeur dans les membres et parfois dans tout le corps ; le pouls, prenant aussitôt le plus mauvais caractère, devenait petit, faible, vide, fréquent, plus tard, inégal et tremblotant, et il disparaissait même entièrement ; en même, temps, les sens des malades se troublaient, une insomnie invincible les dominait, ils désespéraient de leur guérison, et, dans la plupart des cas, le corps tout entier ruisselait soudainement d'une sueur qui coulait par torrents dans le lit, de sorte que les malades semblaient se fondre ; la respiration était courte et pressée jusqu'à la syncope ; à chaque instant, ils craignaient d'étouffer ; dans leur anxiété, ils se jetaient çà et là, et d'une voix très faible et tremblante, ils prononçaient quelques mots entrecoupés ; ils éprouvaient continuellement, du côté gauche ou même dans toute la poitrine, une intolérable oppression ; et, dans les accès qui commençaient par une syncope ou qui en étaient suivis, le cœur palpitait violemment, le visage prenait la pâleur de la mort, les yeux s'enfonçaient dans les orbites, et, si la terminaison devait être fatale, la vue des malades s'obscurcissait de plus en plus, les mains et les pieds se coloraient en bleu, le cœur, malgré le refroidissement de tout le corps, continuait à palpiter violemment ; la plupart conservaient leur raison jusqu'au bout, peu seulement en perdaient l'usage avant la mort. Enfin, les mains restaient froides, les ongles se courbaient, la peau se ridait et les malades expiraient sans aucun relâchement dans leur souffrance. On reconnaît, dans ce tableau, beaucoup d'analogies avec la suette anglaise, qui a régné dans les XVe et XVIe siècles, et dont je parlerai plus loin.

Je n'ai pas la prétention de faire un tableau complet de tout ce que l'antiquité nous a laissé sur plusieurs autres maladies qui ont eu jadis un tout autre développement que de nos jours ; j'ai voulu seulement prendre deux exemples saillants d'affections considérables, mais éteintes ; et en rappelant la *peste d'Athènes* et la *maladie cardiaque*, qui sont sans analogues parmi nous, j'ai voulu inculquer cette vérité que les maladies changent avec les siècles, qu'une loi inconnue préside à la succession de pareils phénomènes dans la vie de l'humanité, et qu'ils sont dignes de toute l'attention, aussi bien du médecin que du philosophe et de l'historien. Mais on se tromperait, si l'on pensait que cette extinction d'un fléau épidémique est, si je puis m'exprimer ainsi, un don gratuit de la nature. Les races humaines, en laissant derrière elles une forme de maladies, ne tardent pas à en rencontrer une nouvelle sur leur chemin.

Au moment où ce typhus qui avait désolé l'antiquité quittait les hommes par une cause ignorée, un nouveau fléau vint le remplacer : la peste d'Orient, celle qui règne encore de nos jours en Égypte, et qui est caractérisée par l'éruption de bubons, a été ignorée des anciens peuples. Les historiens ni les médecins n'en font aucune mention, et c'est sous le règne de Justinien que ce nouveau mal se développa pour la première fois. Rien ne fut plus épouvantable que les ravages qu'il causa dans le monde.

Comme toujours, il vint d'Orient et se répandit vers l'Occident avec une extrême rapidité ; partout il dépeupla les villes et les campagnes, et certains historiens ont estimé à cent millions le nombre des hommes qu'il enleva. Cette maladie était signalée par des bubons pestilentiels, tels que ceux qu'on observe en Orient ; et depuis le temps de Justinien, la peste n'a cessé de se montrer d'intervalles en intervalles dans différents pays. Durant une certaine époque,

Émile Littré

elle fut aussi commune en Europe, qu'elle l'est aujourd'hui en Égypte. Paris ou Londres en étaient alors aussi souvent ravagés que l'est aujourd'hui Constantinople ou le Caire ; mais depuis assez longtemps elle a cessé de se montrer parmi nous. La peste de Marseille est le dernier exemple pour la France. Moscou et une grande partie de la Russie en ont horriblement souffert vers le milieu du siècle dernier, et aujourd'hui l'Autriche défend contre elle les villages croates qui sont limitrophes de l'empire ottoman.

De grands renseignements sur cette affreuse épidémie sont donnés par l'historien Procope. J'aime mieux réunir ici quelques détails moins connus sur les malheurs qu'elle causa dans notre Occident.

Dès l'an 540 après Jésus-Christ, la peste était arrivée à Paris. On lit dans le *Livre des miracles de saint Jean* : « Tandis que la peste ravageait les peuples et notre patrie, je sentis, à mon départ de Paris, où elle régnait alors, que la contagion du mal me gagna. Nul n'ignore, je pense, quelle épouvantable maladie dévasta à cette époque notre pays. »

Les historiens occidentaux du temps font souvent mention de cette maladie. Marseille en fut infecté violemment en 588. Un navire arriva de la côte d'Espagne avec des marchandises. Plusieurs citoyens ayant fait des achats, une famille, composée de huit membres, périt subitement. Le mal ne se propagea pas tout d'abord dans le reste de la ville ; mais il se passa un certain intervalle comme quand le feu couve quelque temps dans une moisson ; puis tout à coup l'incendie s'étendit sur Marseille tout entier. L'évêque Théodore se tint pendant tout le temps de l'épidémie dans l'enceinte de la basilique de Saint-Victor, se livrant aux veilles et aux prières et implorant la miséricorde divine. La peste ayant enfin cessé en deux mois, le peuple, plein de sécurité, revint dans la ville ; mais il y eut une recrudescence, et ceux qui étaient revenus périrent. Depuis ce temps, la peste fit plusieurs apparitions à Marseille.

Dans ce tableau tracé par Grégoire de Tours, on croirait lire une description moderne d'une invasion de la peste à Alexandrie ou à Smyrne.

A peu près vers la même date, la peste ravageait Rome ; le pape

Pélage en fut la première victime, et un témoin oculaire rapporta à Grégoire de Tours avoir vu tomber, durant une supplication publique, en une heure de temps, quatre-vingts personnes qui expirèrent immédiatement.

A Clermont, en 571, le même auteur vit, un certain dimanche, dans la seule basilique de Saint-Pierre, trois cents corps de personnes mortes de la peste. Il se formait dans les aines ou dans les aisselles une plaie, et les malades succombaient en deux ou trois jours.

A peu près à l'époque où la peste d'Orient faisait sa première apparition dans l'Europe, on y vit aussi se développer une maladie non moins terrible et qui dure encore, quoique singulièrement affaiblie par les découvertes de la médecine moderne : je veux parler de la variole ou petite vérole.

Déjà nommée par Marius, évêque d'Avenches, dans la chronique de l'année 570, elle est décrite d'une manière très distincte par Grégoire de Tours, sous le nom de *maladie dysentérique* (morbus dysentericus), de *peste valétudinaire* (lues valetudinaria). Dans la description suivante qu'il en donne, liv. IV, à l'année 580, aucun médecin ne méconnaîtra la petite vérole « La *maladie dysentérique* envahit presque toutes les Gaules. Ceux qu'elle attaquait étaient pris d'une forte fièvre avec des vomissements, d'une douleur excessive dans les reins, et de pesanteur de tête ; puis survenaient des pustules. Des ventouses appliquées aux épaules ou aux cuisses, procurant l'écoulement d'une grande quantité d'humeur, avec le développement et l'éruption des boutons, sauvèrent beaucoup de malades ; de même, les herbes, qui servent de contrepoison, prises en boisson, rendirent de grands services. Cette maladie, commencée au mois d'août, attaqua surtout les jeunes enfants. Le roi Chilpéric en fut atteint, et bientôt après le plus jeune de ses fils, qui venait d'être baptisé, la contracta ; enfin, le frère aîné de celui-là, nommé Chlodobert, la gagna à son tour. » Frédégonde fut plongée dans la douleur à la vue de ses enfants malades, et, accusant de leur danger les vexations qu'avaient souffertes les peuples sous son gouvernement et sous celui de son mari, elle jeta dans le feu les registres de nouvelles taxes qui venaient d'être imposées. Ce qui n'empêcha pas ses enfants de mourir peu de temps, après.

C'est donc tout-à-fait à tort qu'on rapporte ordinairement l'invasion de la petite vérole à l'irruption des Arabes dans l'Occident. Cette maladie s'établit dans nos contrées vers la fin du VIe siècle de l'ère chrétienne ; elle est à peu près contemporaine de la peste d'Orient.

Le moyen-âge fut plus qu'aucune autre époque en proie à des calamités de ce genre. Certaines maladies, déjà connues de l'antiquité, prirent un effroyable développement. Tel fut l'éléphantiasis, connu vulgairement sous le nom de lèpre, et qui fit, pendant plusieurs siècles, le désespoir de nos populations occidentales. Sans entrer dans le détail de toutes les souffrances corporelles de nos aïeux, je vais en rappeler quelques-unes aux souvenirs du lecteur.

Le *mal des ardents* se présente d'abord avec des caractères effrayants et qui ne sont pas en contraste avec la sombre et rude époque où il se développa. Le plus ancien monument qui en fasse mention, est la chronique de Frodoart pour l'année 945.

« Quantité de monde, tant à Paris qu'en province, périt d'une maladie appelée le *feu sacré* ou *les ardents*. Ce mal les brûlait petit à petit, et enfin les consumait sans qu'on y pût remédier. Pour éviter ce mal ou en guérir, ceux de Paris quittaient la ville pour prendre l'air des champs, et ceux de la campagne se réfugiaient dans Paris. Hugues-le-Grand fit alors éclater sa charité, en nourrissant tous les pauvres malades, quoique parfois il s'en trouvât plus de six cents. Comme tous les remèdes ne servaient de rien, on eut recours à la Vierge, dans l'église Notre-Dame, qui, dans cette occasion, servit longtemps d'hôpital. »

Les auteurs ne font d'ailleurs mention d'aucune circonstance particulière relative aux aliments, à l'air ou aux eaux. On sait seulement que cela arriva dans le temps que ce Hugues, comte de Paris, faisait la guerre à Louis d'Outremer, et après les courses des Normands, qui avaient plusieurs fois pillé et saccagé le territoire de Paris.

C'est à la même époque que Félibien rapporte une ancienne charte de l'église de Notre-Dame de Paris, par laquelle on établit qu'on allumerait six lampes toutes les nuits devant l'autel de la Vierge, en mémoire de cet évènement.

Rodolphe dit (dans son livre des Incendies) qu'en 993 il régnait une mortalité parmi les hommes. C'était, dit-il, un feu caché, qui, dès qu'il avait atteint quelque membre, le détachait du corps après l'avoir brûlé. Plusieurs, éprouvèrent l'effet de ce feu dans l'espace d'une nuit.

Depuis la fin du XIe siècle, c'est-à-dire depuis 1090 jusqu'au commencement du XIIe, on observa en France les plus fortes attaques de cette maladie. On sait que c'était le temps de la plus grande ferveur pour les croisades ; qu'on abandonnait tout pour aller se signaler dans la Terre Sainte ; que les guerres civiles continuelles et les courses des ducs de Normandie rendaient la partie septentrionale et la partie moyenne de la France le théâtre d'une infinité de misères de toute espèce, parmi lesquelles le mal dont il est question était peut-être un des moindres. La France se dépeuplait sensiblement ; les champs, l'agriculture, étaient abandonnés. Presque toute la France, le Dauphiné principalement, se ressentit de la maladie dont on parle : c'est ce qui détermina le pape Urbain II à fonder l'ordre religieux de Saint-Antoine, dans la vue de secourir ceux qui en étaient atteints, et à choisir Vienne en Dauphiné pour le chef-lieu de cet ordre. Cette fondation eut lieu l'an 1093. Vingt-cinq ans avant, le corps du saint de ce nom avait été transporté de Constantinople en Dauphiné, par Josselin, seigneur de La Mothe-Saint-Didier.

On croyait généralement, dans le XIe et le XIIe siècle, que les malades qu'on conduisait à l'abbaye Saint-Antoine, où reposent les cendres de ce saint, étaient guéris dans l'espace de sept ou neuf jours. Ce bruit, généralement répandu en Europe, attirait à Vienne un grand nombre de malades, dont la plupart y laissaient quelque membre. On trouve dans l'histoire des ordres monastiques qu'en 1702 on voyait encore dans cette abbaye des membres desséchés et noirs, qu'on conservait depuis ce temps.

L'auteur de la vie d'Hugues, évêque de Lincoln, dit qu'il vit de son temps, au Mont Saint-Antoine, en Dauphiné, plusieurs personnes de l'un et de l'autre sexe, des jeunes et des vieux, guéris du feu sacré, et qui paraissaient jouir de la meilleure santé, quoique leurs chairs eussent été, en partie, brûlées et leurs os consumés ; qu'il accourait de toutes parts en cet endroit des malades de cette espèce, qui se trouvaient tous guéris dans l'espace de sept jours ; que, si au bout de ce temps ils ne l'étaient pas, ils mouraient ; que la peau, la chair et les os des membres qui avaient été atteints de ce mal ne se rétablissaient jamais, mais que les parties qui en avaient été épargnées restaient parfaitement saines, avec des cicatrices si bien consolidées, qu'on voyait des gens de tout âge et de tout sexe, les uns privés de l'avant-bras jusqu'au coude, d'autres de tout le bras jusqu'à l'épaule, enfin d'autres privés d'une jambe ou de la jambe et de la cuisse jusqu'à l'aine, jouir de la santé et de la gaieté de ceux qui se portent le mieux.

Quand on voit survenir ainsi de temps en temps des maladies nouvelles, il semble que les peuples, dans le mouvement et le progrès de leur vie, soulèvent, sans s'en douter, des agents hostiles et funestes, qui leur apportent la mort et la désolation. Les peuples, dans leur sourd et aveugle travail, dans cette voie qu'ils creusent sur la terre, sans en connaître le commencement et sans en apercevoir la fin, sont comme les mineurs qui poursuivent le filon qu'ils sont chargés d'exploiter, tantôt déchaînant les eaux souterraines qui les noient, tantôt ouvrant un passage aux gaz méphytiques qui les asphyxient on les brûlent, et tantôt enfin provoquant les éboulements de terrain qui les ensevelissent sous leurs décombres.

Une épidémie dont l'universalité et les caractères rappelèrent celle qui avait ravagé le monde sous Justinien, épouvanta le XIVe siècle et laissa un long souvenir parmi les hommes. Cette maladie fut une véritable peste, dans le sens médical du mot, c'est-à-dire une affection signalée par des tumeurs gangréneuses dans les aisselles et dans les aînés. On lui donna dans le temps le nom de *peste noire*, parce qu'elle couvrait le corps de taches livides ; en Italie celui de *mortalité grande (mortalega grande)* à cause des ravages inouïs qu'elle exerça partout où elle se montra. L'historien impérial Cautacuzéne, dont le fils Andronique succomba à cette maladie, décrit littéralement ces tumeurs propres à la peste ; il en signale de plus petites qui apparaissaient sur les bras, le visage et d'autres parties. Chez plusieurs, il se développait, sur tout le corps, des taches noires qui restaient isolées ou qui se réunissaient et devenaient confluentes. Ces accidents ne se trouvaient pas rassemblés sur tous ; chez quelques-uns, un seul suffisait pour produire la mort ; quelques-uns, atteints de tous ces symptômes, guérissaient contre tout espoir. Les accidents cérébraux étaient fréquents ; plusieurs malades tombaient dans la stupeur et un sommeil profond ;

ils perdaient aussi la parole ; d'autres étaient en proie à l'insomnie et à une extrême anxiété. La langue et la gorge devenaient noires et comme teintes de sang ; aucune boisson n'étanchait la soif, et les souffrances duraient ainsi sans adoucissement jusqu'à la mort, que plusieurs hâtaient dans leur désespoir. La contagion était manifeste ; car ceux qui soignaient leurs parents et leurs amis tombaient malades ; et plusieurs maisons dans la capitale de l'empire grec, perdirent tous leurs habitants jusqu'au dernier.

Jusque-là, nous ne voyons que les accidents de la peste ordinaire, mais dans cette peste du XIVe siècle, il se joignit un symptôme particulier ; ce fut l'inflammation gangréneuse des organes de la respiration ; une violente douleur saisissait les malades dans la poitrine ; ils crachaient du sang, et leur haleine répandait une odeur empestée.

Quelque inconnue que soit la cause qui produise dans les organisations humaines des désordres aussi multipliés et aussi profonds, ils ont quelque chose de matériel et de physique qui prouve que le corps est particulièrement attaqué par le mal. Mais il est aussi des affections moins grossières, si je puis m'exprimer ainsi, dont l'action se porte sur l'intelligence et engendre épidémiquement les altérations mentales les plus singulières. Le moyen-âge a été remarquable par plusieurs affections de ce genre ; les unes propagées surtout par l'imitation, les autres développées sous l'influence des idées qui prédominaient parmi les hommes. J'emprunte à M. Hecker les détails sur la maladie qu'il a appelée la *chorée* ou *danse de saint Guy* épidémique, et qui était caractérisée par un besoin irrésistible de se livrer à des sauts et à des mouvements désordonnés.

Ces phénomènes laissent pénétrer profondément le regard dans le domaine moral de la société humaine ; ils appartiennent à l'histoire, et ne se reproduiront jamais tels qu'ils furent ; mais ils révèlent un endroit vulnérable de l'homme, le penchant à l'imitation, et tiennent par conséquent de très près à la vie sociale. De telles maladies se propagent avec la rapidité de la pensée, et elles sont placées entre les pestes qui, d'une origine plus grossière, attaquent plus le corps que l'âme, et les passions qui, flottant sur les limites de la maladie, sont toujours près de les franchir.

Voici ce qu'était la danse de saint Guy : des bandes d'hommes et de femmes, réunis par un égarement commun, se répandaient dans les rues et les églises, où ils donnaient un spectacle singulier. Ils formaient des cercles en se tenant par la main ; et en apparence hors d'eux-mêmes, ils dansaient avec fureur, sans honte, devant les assistants, jusqu'à ce qu'ils tombassent épuisés. Alors ils se plaignaient d'une grande angoisse, et ne cessaient de gémir que lorsqu'on leur serrait fortement le ventre avec des linges ; ils revenaient à eux et restaient tranquilles jusqu'à un nouvel accès. Cette constriction de l'abdomen avait pour but de prévenir le gonflement, qui se développait après ces terribles convulsions ; on obtenait aussi parfois le même résultat à l'aide de coups de pied et coups de poing. Pendant la danse convulsive, ils ne voyaient pas, n'entendaient pas ; les uns avaient des apparitions de démons, les autres apercevaient des anges et l'empyrée ; quand la maladie était complètement développée, elle commençait souvent par des convulsions épileptiques ; les malades tombaient sans connaissance et écumants, puis ils se relevaient et commençaient leur danse forcenée. La couleur rouge avait la propriété de les irriter et d'augmenter la violence de leurs accès. Il en était de même des sons d'une musique bruyante, avec laquelle on les accompagnait dans plusieurs villes, et qui paraît avoir plusieurs fois provoqué l'explosion de la maladie chez des spectateurs. Un moyen qu'on employait souvent pour abréger leur accès, était de placer devant eux des bancs et des sièges, qui les obligeaient à faire des bonds prodigieux, et ils tombaient promptement épuisés de fatigue.

Cette maladie singulière a fait son apparition en Allemagne vers 1374, lorsqu'à peine avaient cessé les dernières atteintes de la peste noire ; et il ne faut pas croire qu'elle n'attaquât que quelques individus. Elle frappait du même vertige des masses considérables, et il se formait des bandes de plusieurs centaines, quelquefois de plusieurs milliers de convulsionnaires qui allaient de ville en ville, étalant le spectacle de leur danse désordonnée. Leur apparition répandait le mal, qui se propageait ainsi de proche en proche.

Le tarantisme est une maladie analogue qui a régné en Italie pendant plusieurs siècles, et qui, comme la danse épidémique de saint Guy a disparu, au moins dans sa forme primitive. C'est dans la Pouille qu'elle a pris naissance ; mais de là elle s'est propagée sur presque toute la péninsule. Dans ce pays, on l'attribua à la morsure d'une araignée appelée tarantule ; mais la morsure venimeuse d'une araignée, et surtout les terreurs qui s'ensuivaient, n'étaient que la cause occasionnelle d'une maladie nerveuse, qui apparaissait aussi en Allemagne avec des symptômes peu différeras, et qui avait une cause profonde dans la condition des peuples.

Les personnes qui avaient été ou qui se croyaient mordues par la tarantule, tombaient dans la tristesse, et, saisies de stupeur, elles n'étaient plus en possession de leur intelligence ; la flûte ou la guitare pouvait seule les secourir. Alors elles s'éveillaient comme d'un enchantement, leurs yeux s'ouvraient, et leurs mouvements, qui suivaient lentement la musique, s'animaient bientôt et devenaient une danse passionnée. C'était une chose fâcheuse que d'interrompre la musique ; les malades retombaient dans leur stupeur ; il fallait la continuer jusqu'à ce qu'ils fussent complètement épuisés de fatigue. Un phénomène remarquable chez les malades, c'était leur désir de la mer ; ils demandaient qu'on les portât sur ses rivages, ou au moins qu'on les entourât de l'image de l'eau ; grande opposition avec cette autre redoutable maladie nerveuse la rage.

On trouve dans plusieurs médecins grecs, et entre autres dans Marcellus de Sida, qui vivait sous Adrien et Antonin, la description d'une singulière maladie nerveuse. Voici le tableau qu'en trace Oribase, médecin de l'empereur Julien. « Ceux qui sont atteints de ce mal, sortent de chez eux pendant les heures de nuit ; ils imitent les allures du loup en toute chose et errent jusqu'au lever du soleil autour des tombeaux. Il est facile de les connaître ; ils sont pâles, ils ont les yeux ternes, secs et enfoncés dans les orbites ; la langue est très sèche ; ils n'ont point de salive dans la bouche, et la soif les dévore ; leurs jambes, attendu qu'ils font de fréquentes chutes pendant la nuit, sont couvertes d'ulcères incurables. » Les médecins grecs appelèrent ces malades *Lycantrophes*, et le vulgaire, dans nos contrées, les désigna sous le nom de *Loupgarous*. Ils pullulèrent, en effet, dans le moyen-âge, et ces individus qu'une étrange perversion des facultés intellectuelles portait à fuir dans les lieux déserts, à errer la nuit, souvent à marcher à quatre pattes, et même à se livrer à d'horribles appétits ; ces individus qu'une superstition non moins étrange plaçait sous l'influence des démons, ont été nombreux à certaines époques. Il est des temps où il s'établit une réaction entre les opinions régnantes et certaines altérations mentales, et où celles-ci se multiplient d'autant plus qu'on les croit plus communes. Les hommes qui étaient sous l'influence de mauvaises dispositions et d'un dérangement prochain, et qui n'entendaient parler autour d'eux que de ces transformations d'êtres humains en bêtes sauvages, tombaient soudainement atteints du mal qui régnait, et allaient grossir la foule de ces malheureux fous qui se croyaient réellement changés en loups. Ce Léger de Versailles, qui tout récemment s'est enfui dans les bois, y a vécu plusieurs mois solitaire et a fini par y assassiner une petite fille et la dévorer en partie, était atteint d'une aliénation toute semblable, et aurait passé jadis pour un loupgarou.

On rangera dans la même catégorie les sorciers qui ont tant occupé les hommes, il y a quelques siècles. La plupart n'étaient ni des scélérats en communication avec le diable, comme le pensaient les juges stupides qui les condamnaient, ni des imposteurs qui essayaient de tromper le vulgaire, comme on est de nos jours porté à le croire ; c'étaient des fous que l'on nomme, en langage technique, *hallucinès*. Ils croyaient voir le diable, lui parler, être transportés au sabbat, danser sur la bruyère avec les démons et les sorcières. Toutes ces choses, ils les racontaient de la meilleure foi du monde, ils les soutenaient au milieu des tortures et des supplices ; ils assuraient, quoique chargés de fers et renfermés dans des prisons d'où ils ne pouvaient sortir, être allés chaque nuit à leurs rendez-nous nocturnes. Tout cela était faux ; ils l'affirmaient cependant et mouraient en l'affirmant. C'est qu'en effet ces visions avaient pour eux toute la réalité que les visions ont pour les fous. La sorcellerie fut une véritable et longue hallucination qui, pendant plusieurs siècles, affligea l'humanité ; et l'on peut dire qu'elle fut doublement une source de maux, d'abord en pervertissant les facultés intellectuelles d'un grand nombre d'hommes, et secondement en provoquant, de la part de la société contemporaine, les plus atroces persécutions contre des malheureux qui avaient besoin d'un traitement médical, et qu'on livrait partout aux tortures et aux bûchers.

Il faut encore faire mention d'une maladie singulière qui s'empara de quelques enfants en 1458. Elle appartient bien plus, par son caractère, à la grande époque des croisades, qu'à la dernière moitié du XVe siècle. En cette année, les enfants sur plusieurs points de l'Allemagne furent saisis d'un tel désir d'aller en pèlerinage et en troupe au mont Saint-Michel de Normandie, que ceux à qui on refusait la permission d'accomplir ce voyage, mouraient infailliblement de dépit et de douleur. On n'empêcha pas, en conséquence, ces *enfants de Saint-Michel*, comme on les appelait, de suivre l'irrésistible penchant qui les entraînait vers un rocher lointain, et l'on s'occupa de leur procurer les moyens de faire la route. D'Ellwangen, de Schwabisch-Hall et d'autres lieux, il en partit plusieurs centaines. A Hall, on leur donna un pédagogue et un âne pour porter les malades. La bande alla jusqu'aux rivages de la mer, où elle attendit le temps du reflux pour arriver de pied sec au lieu désiré. Ces malheureux pélerins ne trouvèrent pas, en France, des sentiments analogues à ceux qui les avaient conduits si loin, et ils essuyèrent toutes sortes de malheurs. Une vieille chronique allemande dit, dans son langage simple et naïf : « Plusieurs moururent de faim, plusieurs moururent de froid ; quelques-uns furent pris en France et vendus ; aucun n'est jamais revenu. »

Il est difficile de ne pas reconnaître dans ces maladies nerveuses une influence des idées religieuses qui prédominaient à cette époque. Les esprits, entretenus dans des croyances mystiques, entourés de visions, de prodiges, de saints et de sorciers, s'ébranlaient facilement, et la moindre circonstance tournait vers la maladie des cerveaux déjà enclins aux émotions surnaturelles. Les hommes, à en juger par leur conduite depuis les croisades jusqu'aux pèlerinages des enfants, se livraient, dans la simplicité de leurs besoins, de leurs connaissances et de leurs ressources, à leurs impulsions tout autrement que nous, et ils essayaient leurs forces, encore mal réglées par la civilisation, d'une façon si différente de la nôtre, que ces manifestations paraissent étranges à l'âge actuel. Les convulsionnaires du siècle dernier étaient atteints d'une maladie nerveuse incontestable, et les *Camp-meetings* des Américains, assemblées où l'on se livre à mille extravagances religieuses, sont sur cette étroite limite où la raison est bien voisine de la folie. Mais le siècle actuel favorise peu par ses opinions le développement d'affections qui restent bien plus isolées que dans des siècles plus crédules.

Entre les grandes maladies qui déciment de temps en temps les peuples, il est une importante distinction à faire. C'est celle qui sépare les maladies que l'on peut produire artificiellement, de celles qui naissent par les seules forces de la nature, et que nulle combinaison des circonstances à notre disposition ne peut engendrer. Je m'explique : le scorbut, par exemple, est une maladie que l'on peut produire à volonté. Que l'on enferme un équipage nombreux dans un bâtiment malpropre, humide, où toutes les précautions d'hygiène soient négligées, avec des vivres insuffisants et malsains ; qu'on lance un tel vaisseau et un tel équipage dans une lointaine expédition, et le scorbut ne tardera pas à s'y développer. Cette maladie a été jadis l'effroi des navigateurs ; on ne pouvait entreprendre un long voyage, on ne pouvait réunir une flotte pour une grande expédition, sans que cette cruelle maladie vint à se développer parmi les équipages. Aujourd'hui elle ne se montre plus que rarement, et seulement dans les occasions où des circonstances fâcheuses ont soumis les marins à des privations et à des souffrances inaccoutumées.

Le typhus des camps est peut-être aussi dans le même cas. Supposez un hôpital encombré de malades et de blessés, l'air stagnant dans des salles trop étroites, l'humidité répandue partout, le linge ne suffisant pas aux besoins, la malpropreté et les immondices dans les lits, sur les murs et sur les planchers, le découragement, la crainte, l'ennui, maîtrisant les esprits de tous les malheureux renfermés dans un pareil asile, et bientôt vous verrez des fièvres du plus mauvais caractère naître dans cette enceinte ; et si un semblable état de choses existe dans les innombrables hôpitaux qui appartiennent à des armées aussi nombreuses que le furent celles de Napoléon et de la coalition en 1813, si ces armées occupent une vaste étendue de pays et se meuvent avec rapidité, alors le typhus, se développant sur une grande échelle, passera de ville en ville, comme la flamme d'un incendie, et ressemblera aux grandes épidémies spontanées ; cependant il sera né de toutes pièces au milieu de circonstances dont on peut provoquer la réunion quand on veut.

Il en est tout autrement des maladies que la nature seule développe. Celles-là nulle combinaison humaine ne peut les enfanter quoi qu'on fasse, on ne déterminera jamais une petite vérole sur un individu. La peste ni le choléra n'ont pas leur origine dans des circonstances que d'art des hommes puisse préparer. Là, tout est invisible ; mystérieux ; là, tout est produit par des puissances dont les effets seuls se révèlent.

Autre point à distinguer : parmi les maladies épidémiques, les unes occupent le monde et en désolent presque toutes les parties, les autres sont limitées à des espaces plus ou moins étendus. Les premières peuvent, par une hypothèse assez plausible, être rattachées à des modifications intestines de la terre elle-même, considérées comme des causes dont les races humaines sont les seuls réactifs ; les autres ont un théâtre trop restreint pour qu'il soit permis d'admettre une explication aussi générale pour des faits aussi particuliers. Alors l'origine doit en être cherchée, soit dans des circonstances locales d'humidité, de marécages, de matières animales ou végétales en décomposition, ou bien dans des changements que le genre de vie des hommes éprouve. L'antiquité usait de beaucoup de mets qui sont tombés en désuétude ; nous, de notre côté, nous avons des aliments que nos aïeux ne connaissaient pas. L'uniformité dans ces maladies tient, pour une grande part, à l'uniformité dans le vivre. Il n'est pas indifférent d'avoir une bonne ou une mauvaise nourriture, de se vêtir bien ou de se vêtir mal, d'habiter des villes bien aérées et bien nettoyées, ou des rues étroites, humides et sales. Or, comme tout cela change de pays à pays, et pour un même lieu, de siècle à siècle, il n'est pas étonnant qu'il survienne des changements dans la santé des hommes.

Un des exemples les plus remarquables de ces maladies locales, dues à des influences locales et néanmoins souvent ignorées, est la maladie *des pieds et des mains* qui a régné à Paris en 1828, et qui a reçu en médecine le nom grec *d'acrodynie*. Ce fut une chose singulière de voir affluer dans les hôpitaux une foule de personnes saisies de douleurs plus ou moins vives aux mains et surtout aux pieds. Ces parties prenaient une coloration rougeâtre ; les malades n'en pouvaient faire aucun usage, et dans quelques cas la mort même a été la suite de cette affection. Plusieurs casernes, entre autres, comptèrent un grand nombre de malades. Ce mal, inconnu jusqu'alors, et qui ne ressemblait à rien de ce que les médecins voyaient journellement ou de ce que les auteurs avaient décrit, disparut subitement comme il était venu, et depuis il n'en a plus été question. Un médecin qui s'est occupé avec une grande distinction des maladies de la peau, M. Rayer, l'a rapproché avec sagacité de *la pellagre*, autre affection singulière dont je ne puis me dispenser de dire un mot ici.

La *pellagre* est une maladie propre à l'Italie septentrionale. Elle attaque presque uniquement les gens de la campagne ; commençant par une maladie de peau, elle finit par porter atteinte aux organes les plus importants, particulièrement au cerveau et aux viscères qui servent à la digestion ; l'on conçoit que quand elle a atteint ce degré, elle devient une affection excessivement grave ; elle cause en effet souvent la mort des individus qui en sont atteints. Cette maladie ne sort pas de la haute Italie, et elle paraît essentiellement tenir à certaines conditions d'insalubrité qui se remarquent dans cette partie de la Péninsule.

Il y a dans ces maladies des transformations, et pour ainsi dire, des jeux qui ne permettent de faire nulle part aucune classification précise. Quelques-unes, par exemple, après avoir eu un caractère très longtemps local, acquièrent soudainement une puissance bien plus grande et débordent à l'improviste sur les pays environnants. La suette anglaise est dans ce cas ; d'abord exclusivement bornée à l'Angleterre, elle fit lors de sa dernière apparition une invasion sur le continent et désola tout le nord de l'Europe. Cette maladie est si étonnante, qu'elle mérite une mention détaillée. Je l'emprunte à M. Hecker.

La suette anglaise était une affection excessivement aiguë, qui se jugeait en vingt-quatre heures au plus. Dans cette marche si rapide, elle présentait des degrés et des formes différentes ; et les observateurs en ont signalé une où le signe caractéristique, la sueur, manquait, et où la vie, succombant sous un coup trop violent, s'éteignait en peu d'heures.

Le mal arrivait sans que rien l'annonçât. Chez la plupart, la suette, comme presque toutes les fièvres, commençait par un court frisson et un tremblement qui, dans les cas mauvais, se transformait en convulsions ; chez d'autres, le début était une chaleur modérée, mais toujours croissante, qui les surprenait, sans cause connue, au milieu du travail, souvent le matin au lever du soleil, même au milieu du sommeil, de sorte qu'ils se réveillaient tout en sueur.

Alors le cerveau devenait rapidement le siège de dangereux phénomènes. Plusieurs tombaient dans un délire furieux, et ceux-là mouraient pour la plupart. Tous se plaignaient d'un sourd mal de tête, et au bout de très peu de temps survenait le terrible sommeil, qui se terminait le plus souvent par la mort. Une angoisse horrible tourmentait les malades, tant qu'ils conservaient l'usage de leurs sens. Chez plusieurs, la face devenait bleue et se tuméfiait, ou du moins les lèvres et le cercle des yeux prenaient une teinte bleue. Les malades respiraient avec une extrême difficulté ; en outre, le cœur était saisi de tremblement et de battement continuels ; et cet accident était accompagné d'un sentiment incommode de chaleur interne, qui, dans les cas funestes, montait vers la tête et déterminait un délire mortel.

Après quelques délais, et chez beaucoup de prime d'abord, une sueur se manifestait sur tous les points du corps et coulait avec une grande abondance, apportant le salut ou la mort, suivant que la vie résistait à une aussi furieuse attaque.

La suette anglaise n'a pas été une maladie signalée par une seule invasion, et passant comme un ouragan sur les populations ; elle a eu cinq irruptions, séparées les unes des autres par d'assez longs intervalles, et variables par l'étendue des pays ravagés.

La suette, au moment où elle parut, était une maladie complètement nouvelle pour les hommes parmi lesquels elle sévissait. C'est aux premiers jours d'août de l'an 1485 que l'on fixe son apparition sur le sol de l'Angleterre. Le même mois, elle éclata à Oxford, et tel fut l'effroi qu'elle répandit dans cette université, que les maîtres et les élèves s'enfuirent, et que cette école célèbre resta déserte pendant six semaines. Londres fut envahi par la maladie dans le mois de septembre, et perdit un grand nombre de ses habitants ; mais cette rapide et redoutable maladie ne devait pas avoir une longue durée : elle cessa subitement dans les premiers jours de janvier 1486, après s'être strictement renfermée dans les limites de l'Angleterre.

Après cette première attaque, la suette s'est montrée quatre autres fois en Angleterre, respectant toujours l'Écosse et l'Irlande, n'infectant de la France que Calais, alors occupé par les Anglais, et n'ayant pénétré qu'une fois en Allemagne et dans le nord de l'Europe.

Depuis lors la suette n'a plus reparu en Angleterre ; elle y est aujourd'hui aussi inconnue qu'elle l'était avant le mois d'août 1485. On remarquera néanmoins qu'elle offre de grandes ressemblances avec la *maladie cardiaque* de l'antiquité, caractérisée aussi par un flux de sueur abondant.

Les sociétés, dans le cours du temps et par le progrès de la civilisation, éprouvent, dans leurs mœurs, dans leurs habitudes, dans leur genre de vie, des changements considérables qui ne peuvent manquer d'exercer leur part d'influence dans l'hygiène publique.

Hippocrate fait la remarque que de son temps les femmes n'étaient pas sujettes à la goutte ; et Sénèque, que cette observation avait frappé, signale la fréquence de cette maladie chez les dames, accusant de cette différence les mœurs dissolues de Rome. Les voyageurs qui ont parcouru les premiers les divers archipels de l'Océan Pacifique, assurent que les catarrhes n'existaient pas chez ces peuples avant l'arrivée des Européens. Platon dit la même chose des Grecs avant Solon.

C'est une question curieuse, mais difficile à examiner, que de savoir si, à mesure que la civilisation avance et se perfectionne, les maladies se multiplient et se compliquent. Bien des points sont à distinguer avant que l'on puisse répondre directement.

D'abord, quand on jette les regards sur l'origine des sociétés, les plus anciens monuments nous les montrent établies, avec une civilisation très avancée, dans l'Égypte et dans l'Inde ; c'est de ces deux sources que sont sortis tous les ruisseaux qui, allant tantôt en se rétrécissant, tantôt en s'augmentant, présentent cependant de nos jours un flot de civilisation plus considérable qu'aux premiers temps où, pour nous, l'histoire commence. Il serait impossible de refaire l'histoire médicale de ces anciennes sociétés de l'Égypte et de l'Inde ; d'ailleurs, une culture très perfectionnée les rendait en beaucoup de points fort semblables à nous. C'est autre part qu'il faut prendre nos termes de comparaison.

Il s'agit de considérer dans l'antiquité les Germains, les Gaulois, les peuplades scythes répandues en Europe et en Asie, et, de nos jours, les sauvages de l'Amérique, des archipels de l'Océan Pacifique et de l'Australie. Ces peuples furent ou sont encore plus près que nous de ce que l'on appelle l'état de nature, s'il est vrai que l'état de nature soit cette condition chétive et errante de l'homme sans industrie, sans art et sans science.

Or, pour formuler en peu de mots l'état hygiénique de ces peuples par comparaison avec le nôtre, il faut reconnaître, en laissant de côté le calcul exact du nombre des malades, impossible à établir, qu'ils ont non seulement moins de ressources contre les maux qui assaillent l'espèce humaine, mais aussi moins de force de résistance en eux-mêmes contre les influences morbifiques, quand ils viennent à y être exposés.

Toute l'antiquité a reconnu que le Germain et le Gaulois, pleins d'impétuosité et d'ardeur, ne savaient résister ni à la fatigue, ni au travail, ni à la chaleur, tandis que le soldat romain l'emportait notablement, par ces qualités physiques, sur l'homme grand et blond de la Gaule et de la Germanie. De nos jours, la même chose a été constatée d'une manière différente ; c'est que la force musculaire des hommes civilisés, estimée par le dynamomètre, est notablement supérieure à celle des sauvages de l'Amérique. Volney avait été frappé de voir beaucoup de sauvages des États-Unis en proie au rhumatisme ; et Hippocrate, qui avait étendu ses voyages dans la Scythie, fait les mêmes remarques touchant ces hordes qui, de son temps, vivaient à cheval et dans des charriots. Le père de la médecine a fondé à ce sujet la doctrine de l'influence des climats sur le naturel des hommes, doctrine qui paraît d'autant plus plausible qu'on se rapproche davantage de l'origine des nations. L'action du sol et de l'atmosphère est plus sensible et plus réelle sur des peuplades peu habiles, sans habitations fixes, toujours en contact avec l'air, les eaux et la terre, que sur les peuples modernes, où les sciences et l'industrie ont donné à l'homme tant de moyens de se défendre contre les agents extérieurs. Hippocrate eut certainement une vue grande et profonde des choses ; et Montesquieu, qui l'a adoptée et reproduite, aurait dû y faire quelques restrictions, devenues nécessaires par le progrès des ans et de la puissance de l'humanité.

On ne peut se refuser à croire que les modifications que la vie des hommes reçoit de tout ce qui constitue la civilisation, ne prennent une part dans la production de certaines maladies et dans les altérations pathologiques que nous voyons amenées par le cours des siècles. Mais je crois qu'il est impossible d'attribuer à cette cause unique toutes les grandes épidémies que signale l'histoire, et qu'il faut chercher une influence plus générale survenue dans des conditions encore inconnues du globe lui-même, de son atmosphère et de ses fluides impondérables.

L'influence des vastes épidémies est évidente sur les mœurs ; mais elle n'est pas favorable. La vie paraît alors si précaire, qu'on s'empresse de jouir de ces heures qui vont peut-être cesser bientôt. Les grandes calamités ont pour effet, en général, de laisser prédominer l'égoïsme et l'instinct de conservation à un point qui efface tout autre sentiment et change l'homme en une espèce de bête malfaisante. Rappelons-nous les naufrages, les famines, les désastres comme la retraite de Moscou ; alors une seule idée préoccupe, c'est celle du salut ; et pour se conserver, on commet les actions les plus cruelles. Dans les épidémies, le même instinct se fait sentir, le même égoïsme se manifeste, et d'une part il conduit à l'abandon des attachements les plus chers et de l'autre à une jouissance précipitée de tous les plaisirs ; négligence de nos devoirs envers les autres et recherche désordonnée de nos plaisirs, tels sont en effet les caractères de l'égoïsme, en tout temps, mais qui deviennent plus frappants en temps de peste. Ce spectacle fut donné par Athènes, quatre siècles avant J.-C. Il le fut encore davantage dans la peste noire du XIVe siècle ; à cette dernière époque on vit d'une part un esprit de pénitence s'emparer des populations, et de l'autre, les plus effroyables cruautés être exercées, à l'occasion d'absurdes soupçons. Ce mélange singulier vaut la peine d'être raconté ; j'en emprunte les principaux traits au livre de M. Hecker, sur la peste noire.

Le malheur est superstitieux ; aussi les imaginations des hommes du moyen-âge s'ébranlèrent-elles à l'aspect des désastres que la peste noire leur apporta. Les flagellants, qui s'étaient montrés déjà dans le courant du siècle précédent, reparurent d'abord en Hongrie, et puis bientôt dans toute l'Allemagne. Ces bandes, peu nombreuses dans le commencement, finirent par s'augmenter, et l'on vit de toutes parts s'avancer, à travers les villes et les campagnes, de longues processions d'hommes qui chantaient des hymnes pleins de pénitence, et qui essayaient d'apaiser par leurs mortifications la colère du ciel. On les accueillait partout avec transport et souvent le même vertige enlevait soudainement à une ville une partie de ses habitants, qui commençaient le pèlerinage et ses rudes dévotions. Ce fut comme une monomanie de pénitence et de deuil qui saisit un grand nombre d'esprits en Europe ; effet combiné des vieilles superstitions et de l'épouvante nouvelle.

Mais à ces folles dévotions ne se bornèrent pas les effets de la peste sur l'esprit des peuples. Un vertige de sanglante cruauté accompagna le vertige de la superstition. Nous savons par expérience comment le vulgaire cherche à s'expliquer ces morts soudaines, mystérieuses, inévitables des épidémies. Comme le XIXe siècle, le XIVe crut aux empoisonnements. On ferma les portes des villes, on mit des gardes aux fontaines et aux puits, et l'on accusa les juifs de l'effroyable mortalité. Alors, l'Europe tout entière offrit un des plus affreux spectacles qui se puissent concevoir. Tandis que la peste invisible dépeuplait les villes et les villages et rendait les cimetières trop étroits pour la foule des morts, des passions infernales déchaînées ajoutaient de nouvelles souffrances aux souffrances universelles, et toutes les fureurs de l'homme aux fureurs de la nature. Ce fut en Suisse que le massacre des juifs commença. On les accusa de correspondre avec les Maures d'Espagne et de s'entendre avec eux pour empoisonner les chrétiens. Mis à la torture, quelques-uns avouèrent, et l'on a encore les procès-verbaux de ces prétendus jugements. Condamnés, on les brûla ; mais la rage populaire n'attendit presque nulle part ces assassinats juridiques. Là on enferma les juifs dans leurs synagogues, et on y mit le feu. Ailleurs, plusieurs milliers de ces malheureux, hommes, femmes, enfants, sont entassés dans de vastes bûchers. A Mayence, ils essaient de résister ; vaincus, ils s'enferment dans leurs quartiers, et s'y brûlent. On veut les convertir, leur fanatisme s'en irrite, et l'on voit les mères jeter leurs enfants dans les flammes pour les arracher aux chrétiens, et s'y précipiter après eux. Ces massacres sont partout un moyen de payer les dettes contractées envers ces étrangers riches et industrieux ; puis l'on va fouiller dans leurs demeures incendiées, et on y recueille l'or et l'argent que le feu a épargnés. C'est toute l'Europe qui donne ce spectacle atroce ; les campagnes ne se trouvent pas plus sûres pour eux que les villes : les paysans traquent de toutes parts les fugitifs, la populace les massacre, les magistrats les livrent à la torture, les princes et les nobles à leurs hommes d'armes ; et les juifs, poursuivis sans pitié, ne trouvent de refuge que dans la lointaine Lithuanie, où le roi Casimir-le-Grand

Émile Littré

les reçoit sous sa protection. C'est pour cette raison qu'ils sont encore aujourd'hui en si grand nombre dans toute la Pologne.

Au milieu de tant de calamités et d'horreurs, tous les liens sociaux s'étaient rompus ; les magistrats étaient sans autorité ; les attachements de famille avaient cessé ; les malades mouraient dans l'isolement, sans que leur lit fût entouré de leurs proches ; les morts étaient portés dans les cimetières, sans cortège d'amis ni de voisins, sans cierge, sans prière. La contagion avait écarté le prêtre comme le parent. Guy de Chauliac, médecin d'Avignon, dont la conduite faisait une honorable exception, dit dans son latin simple et énergique : « On mourait sans serviteur ; on était enseveli sans prêtres ; le père ne visitait pas son fils, ni le fils son père ; la charité était morte, l'espérance anéantie. »

On peut dire qu'il y a, de notre temps, amélioration dans les mœurs publiques. Nous aussi, nous avons été les témoins d'une épidémie meurtrière qui a semé, dans nos campagnes et dans nos cités, l'épouvante et le deuil ; nous avons vu les morts s'amonceler avec une rapidité si effrayante qu'on a été un moment embarrassé sur les moyens de les ensevelir ; nous avons vu les tristes tombereaux parcourir lentement les rues de notre capitale, et recueillir de porte en porte les victimes de la journée. Quelques années auparavant, le typhus, aussi fatal que les batailles, avait décimé nos armées et nos hôpitaux, de sorte que l'on peut parler de ce qu'a été le siècle actuel au milieu des grands fléaux du monde. Or, les médecins n'ont nulle part déserté leurs postes ; loin de là, ils ont redoublé de courage et de zèle avec le redoublement du mal ; les administrateurs n'ont pas fui davantage les lieux ravagés par l'épidémie ; quelques hommes des classes ignorantes se sont livrés à des égarements funestes ; mais ceux qui avaient des devoirs, les ont remplis. Nos médecins en ont encore donné un mémorable exemple dans la peste qui vient de désoler l'Égypte. Quelque dangereuse que parût la contagion, ils ont bravé le mal avec un courage qui a étonné Ibrahim lui-même ; et si l'on veut chercher les causes de ces différences qui sont en faveur de notre époque, on les trouvera et dans une instruction plus répandue et dans ce sentiment de l'honneur, qui oblige chaque homme à faire au moins bonne contenance dans le poste où le hasard l'a jeté. Je ne dis pas qu'il ne puisse survenir de telles calamités qu'elles triomphent de ce sentiment même ; j'avouerai que la peste du XIVe siècle a dépassé tout ce que nous avons vu dans le typhus ou le choléra ; mais il n'est pas sûr que la peste d'Athènes ait été plus meurtrière que le choléra à Paris, et les épreuves par lesquelles nous avons passé ont été assez rudes pour justifier ce qui vient d'être dit.

La faculté de médecine de Paris, la plus célèbre du XIVe siècle, fut chargée de donner son avis sur les causes de la peste noire et le régime qu'il fallait suivre. Cet avis est d'une bizarre absurdité. En voici le commencement :

« Nous, les membres du collège des médecins à Paris, après de mûres réflexions sur la mortalité actuelle, avons pris conseil auprès de nos anciens maîtres de l'art, et nous voulons exposer les causes de cette peste plus clairement qu'on ne pourrait le faire d'après les règles et les principes de l'astrologie. En conséquence, nous exposons qu'il est connu que, dans l'Inde, dans la région de la grande mer, les astres qui combattent les rayons du soleil et la chaleur du feu céleste, ont exercé leur puissance contre cette mer et combattu violemment avec ses flots. En conséquence, il naît souvent des vapeurs qui cachent le soleil et qui changent la lumière en ténèbres. Ces vapeurs répètent leur ascension et leur descente, pendant vingt-huit jours de suite ; mais à la fin le soleil et le feu ont agi si violemment sur la mer, qu'ils en ont attiré vers eux une grande partie, et que l'eau de mer s'éleva sous la forme de vapeur. Par là, dans quelques contrées, les eaux ont été tellement altérées, que les poissons y sont morts. Mais cette eau corrompue ne pouvait consumer la chaleur solaire, et il n'était pas non plus possible qu'il sortit une autre eau saine, de la grêle ou de la neige. Bien plus, cette vapeur se répandit par l'air en plusieurs parties du monde et les couvrit d'un nuage. C'est ce qui arriva dans toute l'Arabie, dans une portion de l'Inde, dans la Crète, dans les plaines et les vallées de la Macédoine, dans la Hongrie, l'Albanie et la Sicile. S'il parvient jusqu'en Sardaigne, aucun homme n'y restera en vie, et il en sera de même des îles et des pays circonvoisins, où ce vent corrompu de l'Inde arrivera ou est déjà arrivé, aussi longtemps que le soleil est dans le signe du Lion. Si les habitants de ces régions n'emploient pas le régime suivant ou un autre analogue, nous leur annonçons une mort inévitable, à moins que la grâce du Christ ne leur conserve la vie. »

Émile Littré

Suivent les règles traitées par la docte faculté, et que je supprime, car ce document fait peu d'honneur au corps médical qui les rédigea au XIVe siècle. On se tromperait cependant, si on voulait juger la raison de ce siècle par un tel échantillon de fausse science et de bavardage pédantesque. En dehors des corps constitués, se trouvèrent quelques hommes qui méritent à plus juste titre d'être consultés, et qui ont déposé dans leurs écrits les fruits de leur expérience et de leurs méditations.

Je viens d'exposer des faits qui n'entrent pas ordinairement dans l'histoire de l'humanité. Tout cela forme un sombre tableau. D'immenses épidémies, dévastant le monde, se manifestent par les phénomènes les plus divers ; quelques-unes disparaissent, et il semble que le temps ne doive plus les ramener ; d'autres surviennent et les remplacent ; l'homme lutte, meurt ou quelquefois triomphe, comme dans la petite vérole où il se protégé par la vaccine, ou dans la peste où il se préserve par la séquestration. C'est le déchaînement de certaines grandes forces dont les effets seuls se montrent, de tempêtes qui troublent l'harmonie des choses qui font vivre, de venins mortels dont le génie humain est, pour ainsi dire, l'unique réactif. Mais ces phénomènes ont-ils des lois ? dans quel sens et vers quel but marchent-ils ? Je ne sais si la science pourra jamais répondre à ces questions. La nature ne se montre jamais à l'observateur dans la plénitude de ses apparitions ; elle ne lui présente que des faits isolés, et son action totale ne se développe que dans le cours des siècles.

Les maladies universelles sont tellement distinctes dans leurs formes que l'on pourrait partager médicalement l'histoire de l'humanité en périodes qui caractériseraient la destinée des mortels d'après leurs souffrances corporelles.

La première époque est occupée par la *peste antique* qui a une origine obscure, mais qui est désignée, pour la première fois, dans la guerre du Péloponnèse, et qui désola souvent les peuples jusqu'au IVe siècle de l'ère chrétienne. Depuis lors, après avoir ainsi duré longtemps, elle a disparu de la terre avec son éruption de boutons, son délire furieux, son inflammation des yeux et des voies aériennes, avec sa gangrène des membres, qui mutila tant de victimes.

Lorsqu'à la fin du Vᵉ siècle, les hordes sauvages du nord et de l'Asie se précipitèrent sur l'empire romain et mirent, par le glaive, un terme à l'ancienne organisation sociale, il apparut une nouvelle maladie, la peste d'Orient dont la première invasion fut peut-être plus meurtrière que tout ce qu'on avait vu jusqu'alors et tout ce qu'on a vu depuis. La variole paraît être aussi sa contemporaine. La fièvre jaune marque une autre phase dans l'histoire pathologique. Enfin le choléra, né de nos jours, montre les souffrances de l'humanité sous une nouvelle face.

Notre planète, qui occupe une place déterminée dans le système du monde, qui reçoit la lumière et une portion de sa chaleur du soleil, et qui n'est qu'une petite portion d'un grand ensemble, est animée par des forces puissantes qui la rendent pesante et magnétique. Mais la plus merveilleuse de ces forces est sans doute la vie, qui s'y déploie à la surface sous mille formes diverses. De même que l'électricité, suivant la théorie des physiciens, occupe toujours l'extérieur des corps électrisés et ne demeure jamais dans leur intérieur, de même la vie est répandue sur toute la superficie du globe terrestre et s'y manifeste par la végétation et l'animalité. C'est un riche et brillant spectacle qu'elle déploie à profusion ; cependant toutes ces décorations sont produites, si je puis m'exprimer ainsi, à peu de frais ; elle ne combine que quelques couleurs pour enfanter tant de nuances ; elle ne jette dans son creuset que de l'oxygène, de l'hydrogène, de l'azote, et quelques substances terreuses, pour engendrer l'infinie variété d'êtres qui viennent un moment jouir des rayons du soleil, et puis rendent leurs éléments à l'éternelle chimie.

Les combinaisons élémentaires sont tellement voisines, qu'on ne distingue entre une substance végétale et une substance animale que des différences de proportions ; et la nature se joue si facilement dans tous ces arrangements que, par la plus légère et la plus simple modification, elle transforme la patte d'un quadrupède en aile ou en nageoire, de telle sorte que l'œil reconnaît sur-le-champ la complète similitude entre des organisations en apparence si différentes. Ce n'est pas tout ; la vie, à des époques dont nulle race humaine n'a conservé la mémoire (car elles sont antérieures à toute race humaine), avait jeté sur la face de la terre, alors bien différente de ce qu'elle est aujourd'hui, des végétaux et des animaux qui n'ont pas conservé de représentants parmi les espèces vivantes. Tous ces êtres ont disparu par des causes plus ou moins générales, qui prouvent l'intime liaison existant entre les conditions de la terre et la persistance des organisations vivantes.

Entre toutes les existences répandues avec tant de profusion sur la planète, la vie humaine ou l'humanité occupe le premier rang, tant par le nombre que par l'importance. Cette fourmilière s'est étendue sous tous les climats, et elle a imprimé à la superficie du sol des modifications qui sont déjà importantes, mais qui surtout le deviendront encore davantage. Il n'est donc pas étonnant qu'elle ressente de temps en temps quelque grande commotion qui lui rappelle tous ses liens de communauté avec la terre qui la porte, et dont les éléments sont les siens. C'est un point de vue sous lequel on peut considérer l'origine des maladies générales ; et plusieurs médecins allemands se sont complu à développer cette thèse, en l'appuyant de toute sorte de recherches, pour prouver que de grandes perturbations atmosphériques, des éruptions de volcans et des tremblements avaient toujours précédé et accompagné l'apparition de ces épidémies ; comme si une sorte d'état fébrile de la terre avait été la source des fléaux qui devaient frapper notre espèce ; comme si la nature, ne se contentant plus de la succession ordinaire de la vie et de la mort, empruntait soudainement des moyens plus prompts de destruction.

ISBN : 978-1976343919

www.ingramcontent.com/pod-product-compliance
Lightning Source LLC
Chambersburg PA
CBHW070746240726
48654CB00010B/1187